ÉTUDE SUR LA NÉPHROTOMIE

(*Extrait du* LYON MÉDICAL.)

ÉTUDE

SUR

LA NÉPHROTOMIE

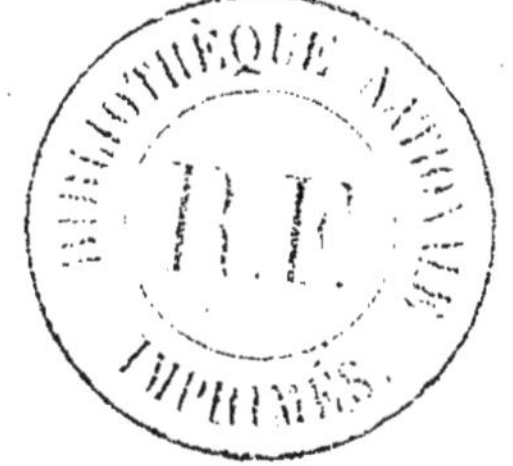

PAR

P. MARDUEL,

Membre de la Société de médecine et de la Société des sciences médicales de Lyon.

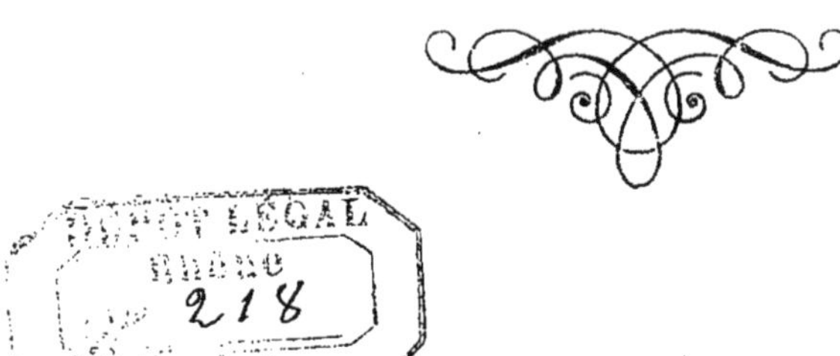

LYON
IMPRIMERIE D'AIMÉ VINGTRINIER
Rue de la Belle-Cordière 14

1872

ÉTUDE

SUR

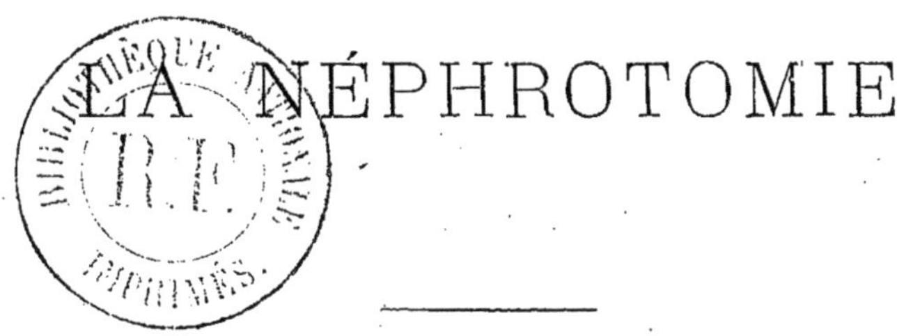

LA NÉPHROTOMIE

On a employé le mot néphrotomie pour désigner deux opérations tout à fait différentes, non par la région sur laquelle on opère, mais quant à leur but et quant aux résultats qu'on se propose d'en retirer. Et d'abord, on a employé ce mot depuis plusieurs siècles pour dénommer l'opération par laquelle on arrive sur et dans le rein, pour extraire de son bassinet, ou même de sa substance propre, des calculs formés sur place et restés dans l'organe. D'autre part on a donné le même nom, dans ces dernières années, à une opération consistant à extirper le rein dans sa totalité. Ainsi d'un côté le mot néphrotomie est employé comme synonyme de lithotomei rénale ou taille du rein, et veut dire simplement incision, ouverture de l'organe, comme on dit gastrotomie pour ouverture de la cavité abdominale, trachéotomie pour ouverture de la trachée, hystérotomie pour incision de l'utérus. D'un autre côté, on se sert de ce même mot pour désigner l'ablation, l'extirpation de l'organe, dans le même sens que l'on dit ovariotomie pour extirpation do l'ovaire. Ce sont donc en somme deux choses différentes signifiées par la même appellation. Quoi qu'il en soit, et sans examiner ici plus longuement s'il vaudrait mieux modifier cette terminologie pour donner un nom propre à chacune des deux opérations dont je viens de parler, je prendrai le mot néphrotomie tel qu'il est employé actuellement encore, et sous ce titre général j'étudierai, en les séparant l'une de l'autre, et la lithotomie rénale, et l'extirpation du rein. Néanmoins, pour plus de clarté et de précision, j'emploierai de préférence le mot néphrolithotomie pour la première, et le mot néphrotomie pour la seconde.

Avant d'aller plus loin, je dois dire tout de suite que ce travail est surtout une étude critique ; mon but est simplement d'exposer l'état actuel de la question, en réunissant et étudiant un certain nombre de faits récents, datant de ces deux dernières années, faits observés et publiés à l'étranger, et encore peu ou point connus en France.

Ce travail se divise naturellement en deux parties : dans la première j'étudierai la lithotomie rénale ou néphrolithotomie ; dans la seconde je m'occuperai de l'extirpation du rein, ou néphrotomie proprement dite. Dans les deux, je donnerai, avec tous leurs détails, les observations récentes qui m'ont servi de point de départ.

PREMIÈRE PARTIE. — DE LA NÉPHROLITHOTOMIE.

§ I. — *Historique.*

L'historique de la néphrotomie comme moyen de traitement des calculs rénaux est une question très-intéressante, et qui pourrait fournir à elle toute seule le sujet d'un long mémoire, tant on la retrouve souvent dans la vieille chirurgie française et étrangère. Si elle a été spécialement étudiée et discutée au milieu du siècle dernier, soit à la Faculté de Paris, soit au sein de l'Académie de chirurgie, il faut reconnaître que longtemps avant elle avait été déjà sur le tapis, tantôt d'une manière théorique, tantôt au point de vue pratique. Mais rapporter l'opinion de tous les auteurs qui en ont parlé, soit pour approuver, soit pour désapprouver cette opération, ce serait passer en revue à peu près tous les chirurgiens qui ont écrit depuis la fin du XVe siècle, et la liste seule en serait longue ; à le faire, du reste, on ne pourrait que marcher sur les traces d'Hévin (1), qui a traité cette

(1) *Recherches historiques et critiques sur la néphrotomie ou taille du rein*, N. Mém. de l'Ac. de chir., t. III, p. 262-330 (éd. 1819).

partie historique avec beaucoup de détails et beaucoup de sens.

Je rappellerai seulement que le texte d'Hippocrate, si souvent cité, ne paraît nullement s'appliquer à la néphrolithotomie, mais tout au plus à l'ouverture des abcès périnéphrétiques ; que dès 1622, dans une thèse soutenue aux Ecoles de la Faculté de médecine de Paris, Cousinot répétait, après bien d'autres, qu'on doit ouvrir le rein suppuré, pour en extraire des calculs (lisez : ouverture des abcès périnéphrétiques); que, en 1754, Bordeu, dans sa thèse, conclut à la possibilité d'ouvrir le rein calculeux, pour en tirer la pierre; tandis que, la même année, dans une thèse soutenue au Collége de chirurgie de Paris par Masquelier, sous la présidence de Bordenave, il est déclaré que cette opération n'est pas praticable dans le rein même, quand il est dans son état d'intégrité. De là de nombreuses discussions qui ont fait naître et le travail de Lafitte (1), et celui bien plus complet d'Hévin. Sans donc m'arrêter successivement à toutes les opinions émises, je me propose simplement, dans ce premier chapitre, de rapporter et d'examiner les faits que l'on a regardés comme des exemples de néphrolithotomie.

Le plus ancien, et en même temps le plus célèbre de tous par les controverses qu'il a suscitées, est celui de ce franc-archer de Meudon suivant les uns, de Bagnolet suivant les autres, qui sous le règne de Charles VIII d'après Mézeray (2), sous le règne de Louis XI d'après Monstrelet (3), aurait été soumis à la néphrotomie pour l'extraction d'un calcul du rein. Voici le récit de Mézeray :

« Les docteurs de la Faculté en médecine de Paris ayant su qu'un archer de Bagnolet, qui était depuis longtemps affligé de la pierre, avait été condamné à mort pour ses crimes, supplièrent le roi et les magistrats de vouloir bien permettre qu'on le mît entre leurs mains pour prouver sur lui, si on ne pourrait pas lui ouvrir les reins pour en tirer le calcul, sans qu'il lui en coutât la vie.

(1) De Lafitte. Mem. de l'Ac. de chir., t. II, p. 162, (éd. 1819).

(2) Mézeray. *Abrégé chronol. de l'hist. de France*, t. V, p. 113 et 114, (éd. 1687).

(3) *Chroniques de Monstrelet* ou plutôt *nouv. chron. additionnées à l'hist. de Louis* XI, fol. 48.

Leur opération eut si bon succès que cet homme vécut plusieurs années après en fort bonne santé. » Ambroise Paré (1), au contraire, rapporte la même histoire dans les termes suivants : « Je ne puis encore passer que je ne récite cette histoire, prise aux chroniques de Monstrelet, d'un franc-archer de Meudon près de Paris, qui était prisonnier au Chatelet pour plusieurs larcins, pour raison desquels il fut condamné à mort. Au même jour fut remontré au roi par les médecins de la ville que plusieurs étaient fort molestés et travaillés de pierre, colique, passion, et maladie de côté, dont était fort molesté le dit franc-archer, et aussi des dites maladies était fort molesté monseigneur du Boscage, et qu'il serait fort requis de voir les lieux où les dites maladies sont concréées dedans les corps humains, laquelle chose ne pouvait être mieux sue qu'en incisant le corps d'un homme vivant ; ce qui pouvait être bien fait en la personne d'icelui franc-archer et dedans icelui perquis et regardé le lieu des dites maladies, et après qu'il eut été vu, fut recousu, et ses entrailles remises dedans, et, par l'ordonnance du roi fut bien pansé ; tellement que dedans quinze jours, il fut bien guéri et eut sa rémission, et lui fut donné avec ce argent. »

Ainsi, tandis qu'il semble résulter du texte de Mézeray, que le franc-archer a été soumis à la néphrotomie, de celui de Monstrelet, rapporté par A. Paré, il paraît découler au contraire que cet homme a subi une opération exploratrice, une sorte de recherche d'anatomie pathologique sur le vivant. Les controverses du reste ont été nombreuses à ce sujet ; Hévin, que je citais tout à l'heure, a collationné et discuté avec grand soin d'abord les textes relatifs à cette observation, puis toutes les opinions émises tour à tour par de la Faye, Collot, Méry, Haller, Tolet, Rousset, etc., sur ce sujet. On ne peut, après avoir lu son mémoire, qu'arriver aux mêmes conclusions que lui, ni porter d'autre jugement sur ce fait que celui qu'en a porté Velpeau en résumant ainsi la discussion : « L'opération pratiquée sur le franc-archer dont on a tant parlé ne peut avoir aucune importance en pareille matière. Quelle confiance peut-on, en effet, lui accorder quand on voit Mézeray faire

(1) Amb. Paré. Œuvres in-folio, liv. XXV, chap. 16.

venir ce criminel de Bagnolet, tandis que Paré, qui l'emprunte aux chroniques de Monstrelet, le fait venir de Meudon; quand quelques auteurs le font vivre sous Charles VIII, et d'autres sous Louis XI; quand Collot et l'auteur de l'histoire de France croient qu'il a subi la néphrotomie, tandis que Rousset et Sprengel présument qu'il a été taillé par le haut appareil; lorsque Méry veut qu'il ait été au contraire guéri par l'appareil périnéal, et que Tollet prétend qu'il a tout simplement été soumis à la gastrotomie pour un volvulus (1). »

En résumé, on ne peut savoir d'une manière certaine à quelle opération a été soumis le fameux franc-archer; les témoignages sont si contradictoires, et en même temps si incompétents (je parle de Mézeray et de Monstrelet), que le mieux est de penser qu'il ne s'agit pas d'une néphrolithotomie.

Le second fait est celui qui concerne M. Hobson, consul d'Angleterre à Venise, et dont je donne ici la relation d'après Charles Bernard (2), cité par Hévin dans son mémoire.

« M. Hobson, consul de la nation anglaise à Venise, ayant souffert longtemps d'une pierre qu'il avait dans le rein, fut à la fin saisi d'un accès de néphrétique si long et si violent qu'il se trouva presque réduit au désespoir. Comme il n'avait été soulagé par aucun des moyens dont on s'était servi jusqu'alors, il s'adressa dans cette cruelle circonstance au docteur Dominique de Marchettis, médecin de Padoue, très-célèbre et fort expérimenté, et le supplia de vouloir bien lui tirer la pierre du rein par le moyen d'une incision. M. Hobson, qui était persuadé qu'il ne lui restait plus d'autre ressource pour se procurer du soulagement, ajouta qu'il n'ignorait pas à quels dangers cette opération l'exposerait, mais que la mort même lui paraissait infiniment préférable à la vie malheureuse et souffrante qu'il menait depuis si longtemps. Marchettis témoigna d'abord une extrême répugnance d'entreprendre une telle opération, et lui remontra non-seulement encore tous les risques qu'il allait courir; mais, comme il

(1) Velpeau. *Nouv. élém. de méd. opératoire*, t. IV, p. 68, (éd. de 1839).

(2) *Transact. philos. de la Soc. royale de Londres*, année 1696, n° 233, art. 2, p. 188, t. III.

craignait lui-même que l'opération ne fût impraticable, il insista sur ce qu'il ne l'avait jamais tentée, et crut échapper à ses poursuites en déclarant que ce serait lui donner la mort que de hasarder une pareille entreprise. M. Hobson persistant dans ses instances et lui protestant à son tour qu'il ne renoncerait jamais à ce projet, et qu'il le suivrait constamment jusqu'à ce qu'il eût trouvé quelqu'un qui voulût s'y prêter, le docteur Marchettis se vit enfin forcé de céder aux importunités du malade et de se rendre à sa résolution ; en conséquence, il entreprit cette cure et la prépara comme il jugea convenable.

« Pour faire l'opération, il se servit d'un bistouri, et dirigea par degrés son incision sur la région du rein affecté. Le sang, qui coula d'abord en abondance, l'offusqua et l'interrompit au point qu'il fut obligé de suspendre l'opération pour cette fois ; il pansa donc la plaie et remit la suite au lendemain. En effet, il reprit l'opération le jour suivant, et la finit en pénétrant jusque dans la substance du rein. Après en avoir tiré deux ou trois petites pierres, il pansa de nouveau son malade, qui depuis ce moment fut délivré des douleurs violentes qu'il avait éprouvées jusque-là. Au bout d'un certain temps, il eut la force de se lever et de marcher dans sa chambre ; il n'était survenu ni hémorrhagie, ni fièvre qui pût le mettre en danger. Marchettis continua de le panser fort longtemps, mais il ne put jamais parvenir à cicatriser la plaie. L'urine qui s'écoulait continuellement par le sinus l'avait rendu fistuleux tout d'abord. Cependant, comme il n'en sortait qu'une petite quantité, M. Hobson, qui du reste avait repris ses forces et recouvré sa première santé, prit congé du professeur et revint à Venise avec son épouse, qui prenait soin de le panser. Un matin que cette dame pansait la plaie, elle crut, en l'essuyant, avoir senti quelque chose de dur et d'inégal. Cette découverte l'engagea à examiner l'ulcère, en se servant d'une aiguille à tête au lieu de sonde. Il se trouva que ce corps dur et raboteux était une pierre de la figure et du volume d'un noyau de datte, qu'elle tira. Depuis que cette pierre eut été extraite, le malade ne se plaignit jamais de la moindre douleur dans la région du rein opéré.

« Dix ans ou environ après cette opération, continue Bernard,

M. Hobson revint à Londres, et le docteur Douns, qui l'avait connu à Venise, nous fit inviter, le docteur Tison et moi, de l'aller voir. Lorsqu'il nous eut fait lui-même le récit dont je viens de donner le détail, il nous permit d'examiner l'état de cette plaie fistuleuse, qui était effectivement toujours restée ouverte, et dont les bords étaient extrêmement calleux, de sorte même que, sans causer de douleur sensible au malade, j'introduisis ma sonde assez avant dans le sinus pour nous faire estimer que j'avais pénétré jusque dans le rein. La matière qui sortait alors de la fistule était en petite quantité, mais toujours mêlée d'urine, dont elle avait aussi une forte odeur. L'orifice extérieur de cet ulcère se fermait quelquefois pour trois ou quatre jours, et alors la matière s'évacuait par les routes naturelles, conjointement avec l'urine, sans trouver aucun obstacle, et sans occasionner la moindre douleur. On ne peut pas douter, poursuit Bernard, qu'il n'y eût coalition du rein avec le muscle psoas. Dans le temps que nous avons visité le sinus fistuleux; M. Hobson n'appliquait au dehors qu'une compresse de linge blanc, qui s'imprégnait toujours d'une forte odeur d'urine. Du reste il paraissait être en état de satisfaire à toutes les fonctions de la vie et de soutenir les mêmes fatigues que tout autre homme de son âge; je pense qu'il pouvait avoir pour lors un peu plus de cinquante ans. Le lendemain même de notre visite, il se proposait de faire, à cheval et en poste, quarante ou cinquante milles d'Angleterre. »

Bernard termine en disant qu'il croit que l'opération dont il vient de rendre compte a été tentée pour la première fois en cette occasion; il ne connaissait donc pas le cas du franc-archer, ou ne le regardait pas comme un fait de néphrotomie. Il ajoute que cette observation démontre que les auteurs ont eu tort de rejeter la néphrotomie d'un ton si décisif.

Cette observation semble au premier abord être un fait bien authentique de néphrolithotomie; elle est rapportée par un homme compétent qui a vu le malade. Mais deux ordres de circonstances deviennent des preuves contre cette manière de voir. Et d'abord, si Bernard a vu et examiné l'opéré, ce n'a été que dix ans après l'opération, et tous les détails qu'il en donne lui ont été fournis par M. Hobson, dont le témoignage ne peut être regardé comme suffisant en pareille matière. N'est-on pas surpris du reste de voir Mme Hobson suppléer Marchettis, sonder avec une aiguille à tête la fistule rénale de son mari, y découvrir une pierre et l'en tirer ; comment fit-elle cette extraction ? Ce détail pourrait suffire peut-être à faire douter de la véracité du récit. Autre circonstance plus grave : comme le fait observer Hévin, et Velpeau après lui, comment se fait-il que Marchettis, dans ses œuvres, ne parle nulle part de ce fait, surtout si l'on prend garde que la néphrolithotomie était discutée depuis longtemps, qu'elle n'avait jamais été pratiquée, et que cette observation eût été la première ? Assurément Marchettis qui était au courant des discussions sur ce point, et qui avait montré, d'après le malade, une grande répugnance à entreprendre cette opération, n'aurait point manqué de rapporter ce fait unique dans ses *Observations rares*. Comment se fait-il du moins qu'aucun des assistants, car Marchettis a dû en avoir pour une opération si nouvelle, n'ait, au défaut de l'opérateur même, publié un fait si intéressant ? « Je crois du moins, dit à ce sujet Hévin, que c'est toujours un témoignage bien essentiel qui manque à cette observation, et que ce silence de l'opérateur et des témoins paraît jeter quelques nuages sur la réalité d'un fait si intéressant à tous égards... Ne serait-il pas plus raisonnable de supposer, comme je l'ai fait, que Dominique de Marchettis fut guidé, dans son opération, par une tumeur et par une dureté dans la région du rein ? Et dans cette supposition, qui ferait naturellement rentrer cette néphrotomie dans la classe des opérations plus familières et déterminées, Marchettis se trouverait bien plus légitimement encore à l'abri du reproche du silence, d'autant plus qu'il aurait jugé pouvoir se dispenser de publier un fait dont il se trouvait un nombre d'exemples dans les observateurs qui l'avaient précédé (1). »

Le même auteur rapporte encore, d'après Jean Camerarius, un autre fait qui a un grand rapport avec le précédent, et qui, comme lui, est fondé sur un simple ouï-dire. « Je me souviens, dit ce praticien, qu'un très célèbre médecin m'a assuré avoir pris soin d'un gentilhomme qui souffrait des douleurs néphrétiques

(1) Hévin, mém. cité.

atroces, et qui, désirant également ou l'opération ou la mort pour mettre fin aux tourments qu'il endurait depuis si longtemps, vint enfin à bout de déterminer son chirurgien à lui ouvrir la partie souffrante, pour en tirer la pierre qu'il supposait être arrêtée, par son volume, vers l'uretère : opération que celui-ci exécuta avec hardiesse et avec un heureux succès, puisque non-seulement il réussit à faire l'extraction de la pierre, mais qu'il parvint aussi à consolider parfaitement la plaie, sans qu'il survînt au malade, pendant tout le temps de la cure, aucun accident notable. »

Pour ce fait, comme pour le précédent, les détails authentiques donnés par l'opérateur manquent, et l'on ne sait si le chirurgien fut guidé dans son entreprise par une tumeur, un abcès dans la région du rein. Bien moins certain encore est un quatrième fait rapporté par Schurrigius (1), et que celui-ci tenait d'un militaire, fait qui se serait passé à Paris, et dont les chirurgiens parisiens n'ont pourtant nullement parlé.

En résumé, il est permis, après la lecture et l'étude de ces faits, de porter le même jugement que le membre déjà si souvent cité de l'Académie de chirurgie : « L'on peut donc, ce me semble, dit Hévin, conclure avec une sorte de raison des divers exemples qui ont été rapportés jusqu'ici qu'il est du moins fort douteux, s'il n'est pas absolument probable, que la taille du rein ait jamais été pratiquée sans que cette opération ait été déterminée par quelque tumeur abcédée, ou par quelque ulcération fistuleuse, suite de suppuration dans le rein, qui s'était fait jour à l'extérieur de la région lombaire. »

Quant à la néphrolithotomie exécutée dans des cas d'abcès périnéphrétiques déterminés par la présence de calculs dans le rein, et consistant dans l'ouverture de l'abcès par le bistouri et l'extraction immédiate ou consécutive du ou des calculs, les exemples en sont nombreux, et les cas de guérison définitive ne sont pas rares. Hévin en rapporte treize faits, dans sept desquels les malades ont survécu après l'issue des calculs; dans trois il y eut guérison complète, dans quatre il resta une fistule réno-lombaire.

(1) Schurrigius. *Lithol. hist. med.*, cap. XIII, § 7; et Hévin, mémoire cité.

C'est un fait de ce genre qu'on trouve relaté dans les *Mélanges de chirurgie* de Pouteau (1); en voici le résumé :

En 1748, entre à la Charité un enfant de onze ans, souffrant depuis quelques mois, dans la région lombaire droite, de douleurs s'étendant à la cuisse, au testicule et quelquefois à l'extrémité de la verge. Un traitement général et local par les émollients fut employé jusqu'à ce qu'on sentit sourdement dans la région lombaire un mouvement d'ondulation profond. On décida d'ouvrir l'abcès, ce qui fut fait par une ponction avec le bistouri; l'incision fut prolongée en bas, le doigt introduit dans sa profondeur ne sentit pas de calcul; on introduisit une mèche, et l'on fit un pansement simple. Le lendemain, en enfonçant la mèche, on sentit un corps dur et on le tira : c'était un calcul volumineux et irrégulier, anguleux. Cinquante jours après, la plaie était parfaitement réunie.

Rayer, dans son *Traité des maladies des reins* (t. III, p. 52), trouve que Pouteau a donné à tort le nom de néphrotomie à la simple ouverture d'un abcès extra-rénal, suite de pyélite calculeuse; il fait la même observation pour un cas analogue de Lafitte. Je me range d'autant plus volontiers à cette opinion que j'ai voulu étudier, sous le nom de néphrolithotomie, non pas les cas d'ouverture d'abcès extra-rénaux, mais bien l'incision du rein lui-même, pour en extraire la pierre. Quant à la manière de voir de Rayer sur la néphrotomie, j'aurai à y revenir plus loin, en traitant des indications de cette opération.

Pour en arriver aux auteurs plus rapprochés de nous, et compléter cet historique, il me reste à rappeler ici l'opinion de Velpeau et celle de Malgaigne, et à faire connaître le travail publié par M. Thomas Smith en 1869.

Velpeau se prononce dans les termes suivants : « On ne peut disconvenir qu'il ne soit possible d'atteindre le rein par sa face postérieure, entre la dernière côte et la crête iliaque d'une part, la masse sacro-lombaire et le bord postérieur des muscles obliques de l'autre. J'y suis maintes fois parvenu en suivant cette voie. S'il est à

(1) *Observation sur la néphrotomie*, IN *Mélanges de chirurgie* de Pouteau, p. 456, (éd. de Lyon 1760).

peu près impossible de s'assurer par un moyen physique de l'existence de la pierre dans le rein ; si les signes en sont trompeurs ; si, d'un autre côté, la présence du calcul une fois admise, il reste encore à savoir s'il occupe l'entrée de l'uretère ou le bassinet plutôt que l'épaisseur des parois de l'organe ; s'il est ou non accompagné d'ulcération, de fonte purulente, d'une désorganisation quelconque ; enfin, si on est bien forcé de renoncer à la néphrotomie tant que rien à l'extérieur n'indique le point sur lequel il conviendrait de diriger les recherches ; il est sûr aussi que, depuis les travaux de M. Rayer, le diagnostic des calculs du rein n'est plus aussi difficile, et que la présence d'une tumeur dans le flanc avec soulèvement de l'une des lombes, avec les signes de la néphrite calculeuse, autoriseraient de nouveaux essais de néphrotomie . . . .
Cette opération ne peut réellement être proposée que dans le petit nombre de cas où le flanc, devenu le siége d'une fluctuation évidente, après de nombreux signes d'affection calculeuse dans le rein, permettrait d'arriver facilement et avec certitude dans le foyer morbide, ou bien encore pour ceux dans lesquels un ulcère fistuleux aurait permis de toucher immédiatement la pierre avec un instrument explorateur, ou bien enfin lorsque le calcul lui-même proémine à l'extérieur et peut être reconnu à travers les téguments. Alors l'opération est si simple, se réduit à si peu de chose et doit être modifiée d'après tant de circonstances, qu'il serait inutile de la décrire avec quelques détails (1). »

Malgaigne se prononce dans le même sens : « Des pierres se forment dans le rein, et l'on s'est demandé si l'on pourrait les extraire par la néphrotomie. » Puis, après avoir décrit le manuel opératoire, il ajoute : « Cette opération devra toujours rester dans les amphithéâtres, soit à cause de l'incertitude des signes du calcul rénal, soit à cause des dangers de l'opération même. Il n'en est plus de même quand le calcul a déterminé la suppuration du rein et entraîné par suite aux environs des lombes la formation d'un abcès. On doit ouvrir ces abcès et faire tous les efforts convenables pour extraire les calculs, la présence d'un seul

(1) *Nouv. élém. de méd. opér.*, t. IV, p. 668-669, (éd. 1839).

d'entre eux entraînant inévitablement une fistule urinaire (1). »

La néphrolithotomie était donc bien et dûment condamnée par les autorités les plus compétentes, excepté pour les cas spécifiés par Velpeau et dans lesquels elle constitue à peine une opération. Mais le 27 avril 1869, M. Thomas Smith, chirurgien de Saint-Bartholomew's Hospital, lut à la Société médico-chirurgicale de Londres un mémoire sur la *Néphrotomie comme moyen de traitement des calculs rénaux* (2). Son intention, dit-il, est de faire examiner et discuter par la Société une méthode de traitement des calculs du rein et de l'uretère qu'il croit digne de plus d'attention qu'on ne lui en a accordé jusqu'ici. L'auteur ne paraît pas du reste très au courant de l'historique de la question; il ne parle en effet que du texte d'Hippocrate; il semble ignorer complètement le mémoire de Lafitte (3), celui d'Hévin, et l'observation de Pouteau. Un de ses confrères, M. Wiltshire, lui a fait connaître l'observation de M. Hobson, qu'il rapporte en entier et paraît considérer comme authentique. Quoi qu'il en soit M. Smith formule les deux propositions suivantes :

1° On devrait pouvoir connaître avec quelque certitude l'existence d'un calcul dans le rein.

2° Il faudrait pouvoir exécuter, pour l'ablation du calcul, une opération qui ne fît pas courir à la vie du malade un risque disproportionné avec la gravité de sa maladie et son désir d'être guéri.

L'auteur décrit pour examiner le rein par la palpation une méthode que je ferai connaître plus loin, et au moyen de laquelle il croit avoir reconnu une fois la présence d'un calcul rénal ; au moyen de laquelle aussi, M. West a pu reconnaître dans un cas l'existence de masses tuberculeuses dans le rein, diagnostic vérifié à l'autopsie. Si une circonstance quelconque empêche l'emploi de ce moyen d'exploration, M. Smith pense que, dans un

(1) *Traité d'anat. chirurg. et de chirurg. expérim.*, t. II, p. 363-364, (2e éd. 1859).

(2) T. Smith. *Nephrotomy as a means of treating renal calculus*, IN *Medico-chirurgical transactions*, vol. LII, 1869, London.

(3) Lafitte. *Sur les cas où la néphrotomie se fait avec succès*, IN *Mém. de l'Ac. de chir.*, t. II, p. 162, (éd. 1819).

certain nombre de cas, les symptômes subjectifs seuls sont assez pathognomoniques, permettent d'arriver à un diagnostic assez certain pour qu'on puisse procéder à l'opération. Le manuel opératoire permet d'atteindre le bassinet de manière à l'explorer avec l'index, sans léser aucun organe important, et cette exploration n'entraînerait aucun danger sérieux.

Que l'opération permette d'enlever le calcul sans grand dommage pour le tissu rénal, cela dépend beaucoup, d'après M. Smith, de la forme, du volume et des connexions du ou des calculs ; et, s'il avoue qu'il existe des calculs à longues ramifications qui ne pourraient être extraits sans qu'on fît subir des désordres injustifiables au rein ou aux parties voisines, il croit avoir rencontré des calculs rénaux qui auraient pu être enlevés sans la moindre violence. Si l'on se trouve en face de calculs défavorables à l'opération, M. Smith pense que celle-ci le fera reconnaître sans lésion du tissu rénal, et qu'elle pourra alors être laissée inachevée, sans qu'on fasse pour cela courir un sérieux danger à la vie de l'opéré. L'auteur ajoute qu'il a surtout fait sa communication pour engager les membres de la Société à essayer son opération sur le cadavre de sujets affectés de calculs rénaux.

Dans la discussion qui suivit (1), MM. Curling, Holmes, Spencer Wells insistèrent sur la difficulté du diagnostic. M. Holmes fit remarquer que, lorsqu'il n'existe que des signes rationnels, s'ils permettent d'affirmer l'existence de calculs rénaux, ils ne font pas connaître quel est des deux reins celui qui est affecté. Quant à l'opération en elle-même, M. Curling pense qu'elle doit être facile et sans danger ; il lui est arrivé plusieurs fois, en pratiquant la colotomie, de mettre le doigt sur le rein et de constater que l'on peut facilement atteindre et explorer le bassinet. M. Moore ayant objecté que la présence d'un calcul dans le rein lèse assez profondément l'organe pour entraîner la mort par elle-même, et que l'opération serait alors inutile, M. Spencer Wells lui répondit en relatant trois cas d'abcès du rein causés par des calculs, et dans lesquels il y eut guérison après l'ouverture des abcès et l'issue des productions calculeuses.

Tel était l'état de la question en 1869.

(1) *The Lancet*, 15 mai 1869.

§ II. — *Faits cliniques.*

Le travail de M. Smith, analysé ci-dessus, sembla procurer une sorte de renouveau à la néphrolithotomie, et cette opération, condamnée successivement par tous les chirurgiens depuis plus d'un siècle, a été tentée trois fois dans ces deux dernières années, deux fois en Angleterre, une fois en Amérique.

Dix mois environ après la lecture du mémoire de M. Smith, un chirurgien de Guys'hospital, M. Durham, eut recours à la néphrotomie. Voici la relation de ce fait, telle qu'elle fut donnée quelques jours après, et d'une manière fort incomplète, dans le *Medical Times and Gazette* (1870, t. I, p. 182) :

Obs. I. — *Néphrotomie pour un calcul du rein. — Opération inachevée à cause de l'absence de calcul. — Guérison.*

Le 3 février 1870, l'opération de l'incision du rein, pour l'ablation d'un calcul du rein, a été pratiquée à Guy's hospital par M. Durham. L'amphithéâtre était rempli par une foule d'étudiants et de médecins, fort désireux d'assister à une opération si rare. Bien que la tentative du chirurgien ait abouti à un désappointement, nous en avons assez vu pour nous convaincre que l'opération, du moins l'incision jusqu'au rein exclusivement, ne présente pas de difficultés ni de dangers opératoires. M. Durham fit une incision le long du bord externe du sacro-lombaire, de la crête iliaque à la douzième côte, et arriva rapidement et sans difficulté sur le hile du rein. Écoulement sanguin à peu près nul. Mais l'opérateur ne trouva point de calcul, bien que tous les symptômes présentés antérieurement par le malade eussent été ceux qu'on regarde comme caractéristiques de la présence de la pierre dans le rein. Le hile du rein et l'uretère, sur une longueur d'un pouce et demi, furent explorés avec soin, mais non ouverts, aucun calcul n'étant senti à travers leurs parois; leur aspect général, aussi bien que celui du rein, était celui d'une intégrité parfaite. Non-seulement cette opération a été tout à fait innocente, mais cinq jours après l'opérée déclarait elle-même que ses souffrances étaient bien moins vives qu'elles ne l'avaient été depuis longtemps.

Malgré mes recherches dans les journaux anglais, je n'ai pu trouver nulle part la suite de cette observation, bien qu'elle eût été promise par celui auquel je l'ai empruntée. Quoi qu'il en soit, le fait que je viens de rapporter démontre deux choses qu'il est bon de retenir :

1° Les signes que l'on a jusqu'à présent pour diagnostiquer la présence d'une pierre dans le rein ne sont pas assez certains pour faire entreprendre une opération ;

2° Celle-ci, du moins quand on n'ouvre pas l'organe, ne présente ni difficultés ni dangers. Cela est bon à observer, car si l'on a toujours regardé comme une chose assez facile d'arriver sur le rein, on a pu certainement exagérer la gravité des suites d'une semblable opération.

Une nouvelle néphrotomie fut tentée peu de temps après, et cette fois, bien qu'il y eût pour guider le chirurgien autre chose que les symptômes rationnels, on ne trouva pas davantage de calcul dans le rein ; mais on y trouva du pus, et le malade succomba.

Obs. II. — *Néphrotomie pour un kyste purulent du rein. — Mort. — Autopsie.* (Bryant, Guy's hospital, *The Lancet*, t. II, 1870, p. 13 et 292.)

Le malade, qui avait été quelque temps dans le service de M. Moxon, à Guy's hospital, était passé dans le service de M. Bryant, après une consultation dans laquelle ces deux médecins furent d'accord sur la nécessité d'une opération. Les symptômes qui les avaient conduits à cette opinion étaient : une plénitude de la région lombaire gauche, perceptible à la vue et à la palpation, et en même temps une matité correspondante à la percussion ; douleur dans la région lombaire et le flanc, se continuant jusqu'au cordon spermatique du même côté ; enfin la présence du pus dans l'urine. Tous ces signes indiquaient un kyste rénal renfermant du pus. Si le pus contenu dans l'urine fût provenu de la vessie, on eût dû trouver du mucus mélangé au pus, et souvent en plus grande quantité que lui ; or il n'y en avait pas en quantité appréciable. Si l'on n'intervenait pas, la mort était certainement inévitable. La nature avait du reste elle-même indiqué le mode d'intervention à suivre ; car par ses seuls efforts deux kystes s'étaient vidés et des calculs avaient été évacués par la région lombaire. M. Bryant proposa de faire une incision oblique semblable à celle qu'il a coutume de faire pour la colotomie, seulement plus haut et immédiatement au-dessous de la dernière côte. Il s'attendait évidemment à trouver un kyste à contenu purulent, et se proposait de l'ouvrir largement pour faire écouler le pus au dehors. Naturellement, si l'on trouvait un calcul dans le kyste, on en ferait l'extraction.

Opération, le 27 juin 1870. L'incision fut pratiquée dans la direction indiquée plus haut et longue de quatre pouces. Après avoir divisé avec le bistouri les couches superficielles, M. Bryant compléta l'opération en se servant tantôt du doigt, tantôt et moins souvent du bistouri et de la sonde cannelée. Le rein, mis à découvert, on y enfonça un trocart courbe, et il sortit immédiatement un flot de pus. La canule fut retirée sur un stylet, qui avait été engagé à travers elle jusque dans le bassinet. L'ouverture faite à la substance rénale fut agrandie, de manière à permettre l'introduction du doigt. On ne trouva pas de calcul. On plaça alors une mèche allant jusque dans le rein, et on fit un point de suture à un pouce de chaque extrémité de l'incision.

Le lendemain l'opéré évacua par les voies naturelles 14 onces d'urine, dans laquelle le microscope montra quelques rares cellules de pus. Le surlendemain, il en évucua 24 onces. Les pièces de pansement n'avaient aucune odeur d'urine. Ventre un peu douloureux et tympanisé. Le troisième jour, évacuation de 44 onces d'urine, ne renfermant ni pus ni albumine. Abdomen encore un peu douloureux, état général bon ; aspect de la plaie excellent ; on enlève les sutures. Les deux jours suivants il n'y eut ni sensibilité abdominale, ni aucun symptôme fâcheux. Mais le sixième jour le ventre devint de nouveau douloureux. Dans la nuit du huitième jour, on fit sur l'abdomen des lotions térébenthinées ; le neuvième jour on découvrit de la fluctuation à la partie inférieure de l'abdomen. Le dixième jour, distension du ventre et vomissement bilieux. On obtint du soulagement en renouvelant les applications térébenthinées et en administrant de l'opium. Selles faciles. Il y eut de l'amélioration pendant quelques jours ; mais le vingt-et-unième jour le malade fut repris de vomissements bilieux, de douleur et de distension abdominales ; la peau devint froide, perspirante, visqueuse ; dans la nuit survinrent des vomissements couleur marc de café ; et la mort arriva le vingt-deuxième jour à une heure du matin.

Depuis l'opération, le malade n'avait plus ressenti la moindre douleur lombaire ; les liquides fournis par la plaie, examinés avec le plus grand soin par le docteur Stevenson, ne présentaient aucun des éléments de l'urine.

Autopsie. — Adhérence des deux plèvres à la partie inférieure ; à gauche, adhérence entre la plèvre pulmonaire et la plèvre diaphragmatique d'une part, entre la face inférieure du diaphragme et le rein de l'autre. La partie inférieure du poumon gauche est le siége d'une pneumonie chronique, avec destruction du tissu propre et production de tissu fibreux. Cœur sain, cinq onces de sérosité dans le péricarde. Le péritoine est épaissi dans toute son étendue par une inflammation chronique et présente partout les signes d'une inflammation aiguë ; grande quantité de sérosité trouble, tenant en suspension des grumeaux albumineux. Les gros vaisseaux et les tissus situés au-devant du rachis sont confondus en une masse dense, résistante, œdémateuse, blanchâtre, à laquelle adhèrent solidement le pancréas, le duodénum, la rate, le colon descendant et le rein gauche. La tympanite, portée à un degré disproportionné avec les autres symptômes, avait fait soupçonner cette lésion envahissant aussi les ganglions sympathiques. Foie adhérent au diaphragme et, par l'intermédiaire de la vésicule biliaire, au colon transverse ; il est sain, ainsi que la rate et les capsules surrénales. Le rein droit est sain et pèse neuf onces et demie ; son uretère est sain. La vessie présente deux petites ulcérations près de l'orifice, à bords épaissis, de l'uretère gauche, qui est, lui, épaissi et ulcéré dans toute son étendue. Son calibre est complètement interrompu par une tumeur tuberculeuse de la paroi, à un pouce au-dessous du bassinet. Le bassinet n'est pas très-dilaté ; mais il est épaissi et présente plusieurs ulcérations peu profondes. Les calices paraissent accrus par la disparition des pyramides, remplacées par des ulcérations. On trouvait là de larges dépressions revêtues d'une membrane pyogénique, et formant dans des masses de matière caséeuse des cavités, du volume d'une prune, correspondant aux lobules fœtaux du rein. La cavité totale ainsi formée aurait pu contenir six à sept onces de pus. L'incision de M. Bryant avait porté sur la paroi postérieure du bassinet, mais elle était à peu près cicatrisée, ainsi que l'incision extérieure.

C'est là, comme on le voit, un fait de néphrotomie, dans lequel l'opération a peut-être bien abrégé un peu la vie du malade ; mais à coup sûr, avec un rein arrivé à un tel degré de désorganisation, son existence ne pouvait pas durer longtemps. On n'a pas trouvé de calcul, c'est vrai ; mais on a donné issue à une grande quantité de pus, et l'on peut dire que l'opération était parfaitement indiquée. On peut aller plus loin et se demander si, dans le cas où l'on eût soupçonné l'état réel de l'organe, il n'eût pas été préférable de pratiquer son ablation. Telle a été du reste l'idée de M. Bryant lui-même après l'autopsie.

Quelque temps avant, un autre essai de néphrolithotomie, je dis essai, parce que ce fait est analogue à celui de M. Durham, avait été tenté aux États-Unis par le professeur Moses Gunn, de Chicago

Obs. III. — *Néphrotomie non achevée chez un sujet supposé atteint de calcul du rein. — Guérison de la plaie opératoire. (Chicago medical Examiner*, sept. 1870, et *New-York medical Journal*, déc. 1870.)

Le 16 avril 1870, M. Moses Gunn fit une opération exploratrice chez un malade du professeur Allen, qui présentait depuis cinq mois des symptômes indiquant la présence probable d'un calcul dans le rein. Incision le long du bord externe du long dorsal, allant de la onzième côte à la crête iliaque ; incision de l'aponévrose ; le long dorsal et le carré des lombes sont portés en dedans, et l'on arrive sur la face postérieure du rein en disséquant le tissu cellulaire qui la recouvre. Il y eut très-peu d'écoulement sanguin. Une fois arrivé sur le rein, on put facilement examiner par le toucher le bassinet et le commencement de l'uretère. Mais, comme M. Durham, M. Moses Gunn fut trompé dans son attente de trouver un calcul. L'organe parut diminué de volume et mou, mais on n'y toucha pas, le malade ayant préalablement défendu qu'on lui extirpât le rein, quel que fût son état. On mit une mèche dans la plaie, dont la moitié supérieure fut réunie par trois sutures, tandis que trois ligatures sortaient par sa partie inférieure. L'opération fut bien supportée, quoique le malade eût été bien affaibli par ses longues et pénibles souffrances antérieures. Comme l'opérée de M. Durham, celui-ci retira un vrai bénéfice de l'opération : les nausées, qui étaient à peu près continuelles, cessèrent, et la douleur, qui était très-vive, disparut complètement.

Les trois observations que je viens de rapporter montrent une fois de plus combien sont peu sûrs les signes sur lesquels on s'appuie pour soupçonner la présence de la pierre dans le rein. Dans les trois cas, on n'a jamais trouvé de calcul, et deux fois l'opérateur s'est arrêté après avoir mis l'organe à découvert et exploré avec soin le bassinet et l'origine de l'uretère.

Dans le deuxième cas on a donné issue par l'incision du rein à une collection purulente intra-rénale, et si, dans ce fait, la mort est survenue quelque temps après, ce n'est pas sur le compte de la néphrotomie, ou du moins de la néphrotomie seule qu'elle doit être mise. Quant à l'amélioration dans l'état général et local qui a suivi les deux opérations exploratrices de MM. Durham et Moses Gunn, elle doit être signalée, bien qu'il paraisse difficile de l'expliquer autrement que par un effet moral. Cette amélioration, du reste, n'a été que momentanée, dans un cas du moins, celui du chirurgien de Chicago ; en effet, le sujet de l'observation III ne fut soulagé que pendant une période de six semaines ; au bout de ce temps, il vit réapparaître les symptômes dont il souffrait avant l'intervention chirurgicale.

Il ressort en outre de ces faits que la néphrotomie, ou du moins pour être plus exact, que l'incision faite jusqu'au rein exclusivement et l'exploration de cet organe, du bassinet et de l'origine de l'uretère, n'entraînent pas de conséquence fâcheuse. Si donc les observations nouvelles ne sont pas faites pour encourager beaucoup les chirurgiens dans la recherche et l'extraction des calculs du rein, elles ne sont pas faites non plus pour les décourager absolument, et montrent que l'on peut sans danger, dans les cas où l'on a de graves raisons pour croire à la présence d'un calcul dans le bassinet, arriver sur le rein, sauf à laisser l'opération inachevée si l'exploration attentive de l'organe n'y fait pas découvrir la pierre que l'on y cherchait.

§ III — *Indications.* — *Procédé opératoire.*

La néphrotomie, comme mode de traitement des calculs rénaux, doit-elle être exclusivement réservée aux cas où il existe une fistule lombo-rénale ayant donné passage à un calcul, ou permettant d'en sentir un dans sa profondeur avec le stylet, et aux cas où il y a abcès extra-rénal très-apparent ? Et dans ces derniers, doit-on simplement ouvrir l'abcès et attendre, soit que le calcul sorte de lui-même, soit qu'on puisse l'atteindre et l'extraire sans inciser le rein lui-même ? Ou bien la néphrolithotomie doit-elle ou peut-elle se faire dans les cas où il n'y a ni fistule lombo-rénale, ni abcès périnéphrétique, mais dans lesquels on a des raisons pour croire à la présence d'un calcul dans l'organe uropoiétique ? C'est ce que je vais rapidement examiner.

La plupart des auteurs, si l'on excepte Bordeu et peut-être Cousinot, ont, dans les siècles précédents, réduit la néphrotomie à n'être qu'une simple ouverture d'abcès, ayant pour conséquence l'issue naturelle ou l'extraction possible du calcul, mais sans incision du tissu rénal. C'est dans ce sens qu'a conclu Hévin, dans le mémoire où il a résumé et discuté l'opinion de ses devanciers ; c'est dans ce sens que, plus près de nous, ont conclu Velpeau et Malgaigne. Ce dernier est allé jusqu'à dire que la néphrotomie devait rester une opération d'amphithéâtre.

M. Rayer au contraire a été plus favorable à la néphrotomie et plus large dans l'établissement de ses indications. Il dit en effet dans son étude de la pyélite calculeuse. (*Traité des maladies du rein*, t. III) : « Il est des conditions dans lesquelles la néphrotomie me semble devoir être pratiquée, ou du moins dans lesquelles l'ouverture de la poche formée par l'accumulation du pus dans les calices et le bassinet et dans le tissu extra-rénal ne peut être différée :

« Ainsi, lorsqu'une semblable tumeur rénale existe chez un individu, d'ailleurs bien constitué, si elle est habituellement douloureuse malgré l'emploi de boissons huileuses et émulsionnées, des bains et des émissions sanguines ; si la fièvre est continue, ou caractérisée par des paroxysmes nocturnes ; si l'estomac et l'intestin sont dans un état habituel de malaise et de dérangement ; si la tumeur, habituellement douloureuse, le devient davantage par la plus légère fatigue ; si cette exacerbation de la douleur rénale est fréquente, et si elle est accompagnée d'une suppression complète de l'excrétion de l'urine purulente ou de symptômes d'inflammation des parties voisines, l'opération de la néphrotomie, malgré ses difficultés et malgré ses mauvaises chances, doit être pratiquée (p. 51-52). » — « A plus forte raison, ajoute-t-il, s'il s'est fait une accumulation de pus entre le rein et le carré des lombes. »

Et plus loin (p. 239), après une étude historique sur la néphrotomie, il conclut : « Que les chirurgiens et les médecins, d'accord pour recommander l'ouverture des abcès extra-rénaux, et pour repousser la néphrotomie quand il n'y a pas de tumeur lombaire, n'ont pas assez généralement reconnu l'utilité dont pourrait être la néphrotomie pour les cas dans lesquels le rein, très-distendu, est transformé en une énorme poche douloureuse, susceptible de se perforer.

« Qu'il y aurait souvent danger, en de tels cas, à attendre, comme Boyer et la plupart des chirurgiens le recommandent, qu'un abcès extra-rénal se fût formé ; la poche rénale pouvant s'ouvrir dans le péritoine ou dans l'intestin, et la mort promptement survenir.

« Que lorsqu'un abcès des reins forme tumeur dans le flanc, si celui du côté opposé vient à être obstrué, il faut inciser le rein le plus anciennement affecté et formant tumeur.

« Que si le conseil donné par Hévin de ne point inciser le rein quand il n'y a point de tumeur aux lombes a été généralement adopté, il serait cependant permis de tenter la néphrotomie dans un cas de mort imminente par l'effet d'une pyélite calculeuse double sans tumeur, mais avec une anurie complète. »

On voit que pour Rayer les indications de la néphrotomie étaient plus nombreuses et plus larges que pour la plupart des auteurs. J'avoue que, après la lecture des trois observations nouvelles que j'ai rapportées, et de celles connues antérieurement, je suis tout disposé à les comprendre comme lui. L'opération d'ailleurs ne paraît pas être, par elle-même, la source de sérieux dangers, surtout si l'on songe aux conditions anatomiques de la région sur laquelle on opère, et à ce fait important que l'on reste en dehors du péritoine.

Je dois signaler ici la méthode d'exploration du rein indiquée par M. Smith dans son mémoire; voici ce qu'il dit à cet égard : « Je pense que, chez les enfants du moins, on peut reconnaître par la palpation la présence de calculs dans le bassinet du rein, je veux dire de calculs assez volumineux pour légitimer l'intervention chirurgicale; on a du reste, pour confirmer le diagnostic, les symptômes ordinaires des calculs rénaux. Pour procéder à l'examen physique du rein, on doit d'abord faire vider l'intestin par un lavement, puis faire coucher le malade sur le dos, les genoux élevés et maintenus dans cette position. Le chirurgien place alors les doigts d'une main sur la région lombaire, juste au dessous de la dernière côte et en dehors des muscles spinaux, et presse doucement sur le rein pour le porter en avant ; pendant ce temps le pouce de la même main ou les doigts de l'autre pressent en avant sur l'hypocondre, aussi près que possible du rebord costal inférieur. Cette pression doit être douce d'abord, mais continue et de plus en plus forte, surtout pendant l'expiration, jusqu'à ce qu'on rencontre de la résistance et qu'on reconnaisse la forme caractéristique du rein. Pour apprécier les irrégularités du contour de l'organe, ou celles du bassinet, il faut promener les doigts ou le pouce de haut en bas sur la face antérieure du rein. Cet examen peut être fait le plus souvent sans qu'on ait besoin de recourir à la chloroformisation; quelquefois il faut y avoir recours pour relâcher les muscles abdominaux et dominer les mouvements turbulents du malade (1). »

(1) *Med. chir. Transactions*, vol. LII, 1869, p. 212, 213.

Quelque temps avant la lecture du mémoire de M. Smith, sir W. Jenner avait fait connaître avec grands détails la manière d'examiner le rein par la palpation (*Brit. med. journal*, 1869, vol I, p. 42). Sans parler du plus ou moins de facilité d'exécution de la méthode exploratrice ci-dessus décrite, il est bon d'observer que sa publication, et probablement son emploi, n'ont pas empêché dans les trois faits relatés plus haut trois erreurs de diagnostic.

J'arrive aux procédés opératoires. On en a proposé trois :

1° *Cautérisation et incision.* — Ce procédé n'a été appliqué que dans des cas où les abcès rénaux et extra-rénaux faisaient saillie à l'aine ou dans la région iliaque, c'est-à-dire où il était bon de déterminer des adhérences avant d'inciser. C'est un procédé d'exception.

2° *Incision et ponction.* — C'est le procédé employé par M. Bryant. (Voyez obs. II). Il n'a pas tous les avantages du suivant.

3° *Incision.* — C'est à coup sûr le procédé applicable au plus grand nombre de cas et celui qui permet le mieux l'exploration facile et complète du foyer et de la poche rénale. C'est celui qui a été employé par MM. Durham et Moses Gunn.

Le malade est couché sur le côté sain, et le tronc légèrement arqué pour faire saillir la région lombaire ; on fait de haut en bas une incision parallèle au rachis et à un centimètre environ en dehors de la masse sacro-lombaire; cette incision, étendue de la dernière côte à la crête iliaque, intéresse la peau et le tissu cellulaire sous-cutané. On divise alors sur la sonde cannelée les aponévroses du petit oblique et du transverse ; on fait reporter en dedans avec un crochet mousse le carré des lombes, et l'on se trouve arrivé sur le tissu cellulaire lâche et graisseux qui couvre la face postérieure du rein ; on incise ou l'on divise avec le doigt ce tissu, et l'on arrive sur la face postérieure du rein, ou du moins sur les deux tiers inférieurs de cette face, le tiers supérieur étant recouvert par les deux dernières côtes, dont le sépare le diaphragme. On peut alors avec le doigt explorer facilement le rein, le bassinet, l'origine de l'uretère, et si l'on sent un calcul ou si l'on trouve une poche rénale purulente, on incise assez largement pour donner une issue au pus et procéder à la recherche du calcul. Le pus évacué, on explore la poche rénale, et l'on extrait le calcul si on en trouve un, ce qui peut présenter des difficultés, si le calcul, comme cela arrive assez souvent, a une forme rameuse.

Avant d'arriver sur le rein, on a pu avoir à lier des artères lombaires, que l'on ne peut toujours éviter, et qui sont quelquefois assez volumineuses.

Pour me résumer en terminant cette première partie, je conclurai que la néphrolithotomie est une opération d'exécution facile, ne présentant pas de dangers sérieux, qui a été rarement pratiquée, et à laquelle il ne manque, pour entrer définitivement dans le domaine chirurgical, qu'une chose, mais cette chose est capitale, c'est que ses indications puissent être nettement posées, que le diagnostic des lésions qui l'autorisent ou la nécessitent devienne plus sûr et plus précis.

DEUXIÈME PARTIE. — De la néphrotomie proprement dite, ou extirpation du rein.

§ I. — *Historique.*

Si l'histoire de la néphrolithotomie soulève de nombreux doutes au sujet de faits plus ou moins authentiques de cette opération, il n'en est pas de même pour l'extirpation du rein ; car son histoire n'est pas seulement moderne, elle est tout à fait contemporaine.

Si les faits d'extirpation du rein sont récents, ce n'est pas qu'on n'y ait songé depuis longtemps ; mais l'opération pratiquée sur des animaux n'avait pas été tentée sur l'homme avant 1869. Zambeccarius paraît être le premier qui ait pratiqué l'extirpation d'un rein sur des animaux, et cela avec des succès favorables. A la fin du XVIIe siècle, s'appuyant sur les expériences de Zambeccarius et sur un certain nombre qu'il avait faites lui-même,

Blancard (1), non content de reconnaître qu'on pouvait sans danger enlever un rein à un chien ou à un autre animal, a avancé que l'on pourrait, dans le cas où le rein est calculeux ou ulcéré, l'enlever après avoir lié ses vaisseaux. Schurrigius, et Hévin après lui, n'ont pas pensé que cette opération fût praticable.

L'extirpation du rein chez les animaux a été faite un assez grand nombre de fois dans notre siècle par les physiologistes, à l'effet d'étudier les fonctions de cet organe. Comhaire *(Dissertation sur l'extirpation des reins,* Paris, 1803), Prévost et Dumas, Rayer, Claude Bernard, etc., ont fait plusieurs fois cette ablation, et toujours, quand un seul rein avait été enlevé, l'animal a survécu. Mais de là à opérer sur l'homme, il y avait loin, et Rayer (ouvr. cité, t. III, p. 240), pouvait dire avec toute apparence de raison : « Je ne dirai qu'un mot de l'extirpation d'un des reins, que Blancard et quelques autres chirurgiens ont cru praticable. Cette pensée aventureuse paraît avoir eu sa source dans ce fait qu'on peut enlever un des reins à des chiens ou à d'autres animaux, sans occasionner la mort. Mais s'il est facile d'extirper un rein sain chez un animal, *ce serait folie* que de tenter chez l'homme, atteint de calcul, une telle opération. Chez les animaux même on rencontrerait des difficultés sans nombre s'il s'agissait d'un rein calculeux et en suppuration ; les adhérences qu'il aurait contractées avec le péritoine et les parties environnantes ne permettraient pas de l'extirper sans occasionner des désordres mortels. »

En somme, jusqu'à ces derniers temps, la néphrotomie, dans le sens d'extirpation du rein, est restée une pure utopie ; et cela se comprend, les difficultés signalées par Rayer dans l'ablation de l'organe altéré paraissant suffisantes pour arrêter les hommes qui eussent été tentés d'essayer une semblable entreprise. Mais, depuis 1669, cette extirpation, qualifiée plus haut de folie, a été pratiquée trois fois, et je vais rapporter ici ces trois observations, que j'ai trouvées, deux dans les journaux allemands, la troisième dans un journal de New-York.

(1) Blancard, *Lexicon novum med. græco-lat.*, in-8, 1690, art. NEPHROTOMIA.

§ II. — *Faits cliniques.*

La première en date de ces observations est celle de M. Simon (de Heidelberg) ; elle est déjà connue en France.

Obs. I. — *Hystéro-ovariotomie; fistule urétéro-abdominale consécutive. — Ablation du rein gauche.—Guérison.* (Simon, de Heidelberg, *Deutsche Klinik*, 15, p. 137, 1870, et *Schmidt's Jahrbücher*, n° 7, p. 65, 1871.)

La malade, âgée de 26 ans, femme d'un cultivateur, avait été opérée par le docteur Walther, d'Offenbach, d'une tumeur kystique de l'ovaire, un an et demi avant son admission à la clinique chirurgicale de Heidelberg.

L'incision abdominale une fois faite, on découvrit que la tumeur ovarienne était si intimément adhérente à l'utérus, très-augmenté de volume, que l'on dut enlever ce dernier organe en même temps que l'ovaire, c'est-à-dire que l'ovariotomie fut combinée à l'hystérotomie. Mais la tumeur ovarienne n'était pas seulement adhérente à l'utérus, elle l'était encore à l'uretère gauche, de sorte que, pour son ablation, on dut disséquer l'uretère sur toute sa circonférence.

L'opérée guérit, mais il resta une fistule abdomino-urétérale, à travers laquelle s'échappait toute l'urine provenant du rein gauche. J'essayai de porter remède à cette situation intolérable, dit Simon, en tentant d'établir une communication entre l'uretère et la vessie, et d'obtenir l'occlusion consécutive de l'ouverture anormale, qui se faisait jour à la fois à travers la paroi abdominale (au-dessus de la symphyse pubienne) et dans le vagin. Mais après plusieurs essais infructueux, pendant lesquels la vie de la malade fut plusieurs fois en danger, nous dûmes abandonner ce projet. Les essais tentés pour produire l'occlusion artificielle de l'uretère (et par là l'oblitération du rein) durent aussi être abandonnés, ayant donné lieu à des symptômes graves qui rendaient bien douteux un résultat favorable.

En dernier lieu, je pensai à l'extirpation du rein. Par la lecture des travaux modernes, par l'expérimentation sur les chiens, par des recherches anatomiques et par la comparaison de cette opération à quelques autres semblables qui ont été introduites dans la chirurgie, je me convainquis que dans ce cas la néphrotomie était non-seulement justifiée, mais indiquée. En conséquence, je pratiquai la néphrotomie extra-péritonéale en présence d'un grand nombre de médecins et d'élèves, après avoir exposé les raisons qui, d'après moi, m'obligeaient à recourir à cette opération. La malade la supporta très-bien, et six semaines après son rétablissement était assez avancé pour qu'elle pût se lever. Les ligatures du pédicule ne présentant aucun signe de détachement, je n'essayai pas de les enlever de force, parce qu'il se produisait une augmentation de la suppuration et de la douleur chaque fois qu'on exerçait sur elles une forte traction. Au bout de six mois, elles se détachèrent sous l'influence d'une traction relativement légère. Deux jours après, la fistule par où elles sortaient était fermée, et la cicatrisation se trouva ainsi complète.

Après l'hystéro-ovariotomie, il était resté une contracture des muscles du mollet droit, qui fut longtemps à guérir. La malade, dont la santé avait été, comme bien l'on pense, sérieusement altérée par toutes les opérations supportées en trois ans, est maintenant dans un état très-satisfaisant. Elle fait tout le jour du travail à l'aiguille; elle fait quelquefois de longues courses dans les environs de Heidelberg. Si elle est restée longtemps à la clinique, c'est que nous désirions la suivre le plus longtemps possible, et que nous savions qu'elle n'aurait chez elle que de trop faibles ressources.

On ne peut méconnaître que le professeur de Heidelberg a eu quelque raison de recourir dans ce cas à la néphrotomie; et cela non pas parce qu'il a réussi, car on ne saurait en chirurgie, pas plus qu'ailleurs, se ranger parmi ceux qui pensent que le succès justifie tout. Mais son intervention semble légitimée par les considérations suivantes : la fistule urétéro-abdominale existait depuis longtemps, avait résisté à tous les traitements employés et constituait désormais pour la malade une infirmité incurable; d'autre part, l'extirpation du rein dans ce cas ne devait pas présenter les difficultés redoutées par Rayer, cet organe étant sain. Cette femme se trouvait en somme dans les conditions de l'animal auquel on enlève un des reins ; on n'avait pas à craindre les adhérences avec le péritoine ou les parties voisines, suites nécessaires d'une pyélite calculeuse ancienne. Il eût été intéressant d'utiliser cette opération au point de vue physiologique, de savoir quelle était, avec un seul rein, l'excrétion urinaire chez cette femme ; si sa quantité était restée la même et si l'élimination de l'urée et des autres principes constituants de l'urine avait subi quelques modifications; en un mot, de mettre à profit cette sorte d'expérimentation chirurgicale, pour la comparer aux résultats obtenus chez les animaux. Simon l'a-t-il fait? Je l'ignore, car je n'ai pu trouver le travail plus complet qu'il annonçait en publiant sa curieuse et intéressante observation.

L'ablation du rein a été pratiquée, en décembre 1870, dans des conditions différentes, par un chirurgien de Mobile (États-Unis), M. John Gilmore. Voici la relation de ce fait :

Obs. II. — *Extirpation d'un rein déplacé et douloureux chez une femme enceinte de cinq mois. — Guérison. (American journal of obstetrics,* mai 1871.)

Il s'agit d'une femme de 33 ans qui, à la suite de sa première grossesse, quatre ans auparavant, avait vu apparaître, à la partie supérieure de la région lombaire gauche, une tumeur mal délimitée qui était le siége d'une douleur continuelle. Depuis la fin de juillet 1870, les douleurs ressenties étaient devenues si intenses que la malade demanda à être soulagée à n'importe quel prix. M. Gilmore, qui lui donnait des soins, venait de lire dans le numéro de décembre du *New-York medical journal*, la relation du fait de Simon, d'extirpation du rein suivie de succès. Il se détermina à enlever cette tumeur douloureuse, quelle qu'elle fût, trouvât-il même que ce fût le rein.

L'opération fut pratiquée au milieu de décembre 1870 ; la femme était alors enceinte de cinq mois environ.

Le chirurgien fit une incision le long du bord externe de la masse sacrolombaire et trouva la tumeur renfermée dans un sac herniaire formée par la propulsion en dehors du muscle carré des lombes ; la tumeur reposait sur les apophyses transverses des deux premières vertèbres lombaires, et son extrémité supérieure était appuyée sur la dernière côte.

« Il est hors de doute, écrit M. Gilmore, en envoyant la tumeur à M. Nott (de New-York), que c'est un rein atrophié. Ce rein était flottant avant la grossesse et fut poussé dans cette position anormale par l'élévation de l'utérus gravide, qui le chassa de l'abdomen en le faisant passer au-dessous de la dernière côte, entraînant devant lui le carré des lombes, qui forma son sac herniaire. Vous pouvez voir sur la tumeur les dépressions laissées par les apophyses transverses, ainsi que les restes de l'uretère. Le rein, maintenu dans cette position et constamment comprimé par le sacro-lombaire et le carré des lombes, s'atrophia, perdit son caractère glandulaire et se transforma en une masse fibreuse. Sa nutrition se faisait par un seul petit vaisseau, qui fut lié après l'ablation. La douleur dans la région lombaire était continue et la palpation était insupportable au niveau de la tumeur.

« La femme, une négresse, était chétive, à système musculaire peu développé. Elle a guéri complètement, et la grossesse a continué son cours. Présentez, je vous prie, la tumeur à la Société obstétricale de New-York, et faites-moi savoir à quelle conclusion on sera arrivé sur sa nature. »

M. Gilmore écrivait cela le 23 janvier 1871, cinq semaines après l'opération. M. Nott présenta la pièce à la Société obstétricale ; elle fut confiée à M. Reynolds, qui en fit l'examen histologique. Bien que l'organe fût considérablement atrophié et sa structure fort altérée par la compression subie, on n'eut pas de difficulté à reconnaître que c'était bien réellement un rein.

Cette observation serait beaucoup plus intéressante, si un certain nombre de détails importants s'y trouvaient consignés. Il serait, par exemple, bon de savoir exactement quels étaient les rapports de la tumeur, non-seulement avec le carré des lombes, les vertèbres lombaires et la dernière côte, ce qui est à peu près indiqué, mais avec les parties situées en avant d'elle, le péritoine en particulier ; de connaître s'il y eut ou non des difficultés dans son énucléation, dans quel état était l'uretère et comment il fut divisé. On ne trouva arrivant à ce rein qu'un seul petit vaisseau, dont on fit la ligature; était-ce l'artère rénale ou la veine ? ou plutôt n'a-t-on pas dû trouver les deux ? Bref, il manque un certain nombre de détails opératoires et anatomiques qni ajouteraient, s'ils étaient connus, beaucoup d'intérêt à cette observation, que l'on peut en tout cas qualifier de curieuse. Si dans ce fait, comme dans celui de M. Simon, l'extirpation du rein a été suivie de succès, cela tient évidemment à ce que l'on n'a pas eu affaire à un rein enflammé, suppuré, désorganisé, ayant contracté des adhérences avec les parties voisines, en un mot à ce qu'on n'a rencontré aucun des obstacles signalés par Rayer dans le passage cité plus haut.

Il n'en a pas été de même dans le cas qui me reste à rapporter, et qui est un véritable cas d'audace opératoire, pour ne pas dire plus et ne pas employer le mot dont s'est servi Rayer.

Dans ce fait, bien que là encore il ne sagit pas d'un rein calculeux, on rencontra un certain nombre de difficultés, grâce à la lésion primitive de l'organe et à la suppuration qui s'en suivit.

Obs. III. — *Plaie du rein par arme à feu. — Fistule réno-lombaire. — Suppuration extra et intra-rénale. — Commencement d'infection purulente. — Extirpation du rein. — Mort. — Autopsie.* (Linser, *Würtemb. Cor. Blatt*, LXI, 14, 1871, et *Schmidt's Jahrbücher*, n° 7, 1871.)

Un soldat avait reçu à Champigny, le 2 décembre 1870, un coup de feu dans la région lombaire gauche. L'orifice d'entrée se trouvait sur la ligne axillaire gauche, immédiatement au-dessous de la douzième côte, et l'orifice de sortie à droite de l'apophyse épineuse de la seconde vertèbre lombaire. Il y eut de l'hématurie seulement pendant les premières vingt-quatre heures ; mais, lors de la réception du blessé au lazaret de la réserve à Kircheim, le 8 décembre, l'urine, qui s'écoulait en partie par l'ouverture d'entrée, en partie par l'urèthre, ne contenait plus de sang, mais une certaine quantité d'albumine. Le trajet du projectile était perméable, soit à une sonde droite, soit à une injection d'eau ; le gonflement des parties molles au voisinage de la plaie était encore faible ; par les deux orifices sortait de l'urine mélangée de pus en flocons, une chopine environ dans les vingt-quatre heures. L'écoulement était plus considérable dans le décubitus sur le ventre. Le blessé était faible, mais pouvait encore s'asseoir et se tenir debout seul ; appétit faible, langue humide, constipation depuis huit jours. Pas de symptômes du côté de la moelle. La température était à 38°,4 le matin du 8 décembre, à 40° le soir. Afin de recueillir l'urine qui s'écoulait, on coucha le malade sur un coussin muni d'une dépression et revêtu de caoutchouc ; le voisinage des plaies fut lavé fréquemment à l'eau tiède et imbibé d'eau de Goulard.

Au commencement de janvier, il s'écoulait de la plaie de l'urine plus épaisse, du pus plus louable, surtout par la pression sur les parties molles situées entre les deux orifices. La sonde pénétrait en bas dans un espace où son extrémité recourbée pouvait se mouvoir sans obstacle autour de son axe. Un drain avait été placé. Le 13 janvier survint du gonflement autour des chevilles du pied gauche ; la jambe était le siége de douleurs vives dans la station debout et la cuisse ne pouvait être étendue. Par la plaie s'écoulait toujours de l'urine renfermant un grand nombre de corpuscules de pus et de cylindres fibrineux. Dans le but de s'opposer à la stagnation fréquente du pus et de l'urine et de leur donner un écoulement facile, on fit dans le sillon latéral lombaire une incision longue d'un centimètre et demi, profonde d'autant, directement sur le rein, et on introduisit dans cette ouverture un tube à drainage. L'urine se décomposant rapidement, on dut laver la plaie fréquemment, avec soin, et veiller à la bonne aération de la chambre. Au commencement de mars il sortit souvent par la plaie des calculs rénaux de forme irrégulière, blancs, très-friables, d'un volume variant de la grosseur d'un grain de millet à celle d'une lentille. Le 10 mars, apparition d'une douleur dans la région du rein droit, urines rares, le malade est très-déprimé, la température est de 39,9, ; le pouls est à 144 ; dans l'après-midi il y eut un frisson. Le lendemain, pendant la miction, douleur au-dessus de la symphyse, envies de vomir, selles diarrhéiques fréquentes ; l'urine, excrétée en très-petite quantité, était gris noirâtre, celle qui s'échappait de la plaie d'une teinte jaune grisâtre et mélangée d'une grande quantité de pus. L'examen microscopique fit voir dans l'urine des corpuscules de pus et des globules sanguins, çà et là un cylindre fibrineux. Le 13 mars, l'urine sortit plus claire et en plus grande quantité par le canal, la température avait un peu baissé et le pouls diminué de fréquence ; l'état général était meilleur. Par les deux orifices de la blessure et par l'incision s'écoulait constamment de l'urine purulente en grande quantité.

Le 23 mars 1871, l'extirpation du rein gauche fut pratiquée par le professeur von Bruns, le malade étant chloroformé. L'incision faite précédemment fut prolongée en ligne droite, en haut, jusqu'à la douzième côte, en bas jusqu'à la crête iliaque ; le long du bord externe du sacro-lombaire, on pénétra successivement couche par couche à travers des tissus infiltrés et indurés, tantôt coupant, tantôt écartant avec le manche du bistouri. Quand l'instrument tranchant eut pénétré jusqu'au fascia endo-abdominal (fascia transversalis), ses coupes donnèrent le son creux caractéristique qui se produit dans une cavité remplie d'air. L'incision de ce fascia une fois faite, on eut sous les yeux une tumeur gris rougeâtre, molle, lisse, ressemblant à l'intestin, présentant des bosselures, donnant à la percussion un son tympanique. Quelques parties de cette tumeur, semblable à l'intestin enflammé, offraient une résistance variable, des points bosselés et plus durs mêlés à d'autres plus mous, dépressibles et élastiques. Quand on eut agrandi l'ouverture, il sortit de sa partie inférieure du pus fétide et sanguinolent ; on en fit couler une plus grande quantité en pressant sur la tumeur, d'aspect semblable à celui de l'intestin, et qui n'était autre chose que le rein rempli d'un liquide fétide. En essayant de promener le doigt autour de la tumeur, en haut et en dehors, on fit couler par l'angle inférieur de l'incision deux onces environ du liquide sus-mentionné, après quoi la poche rénale, auparavant distendue, se rida et s'affaissa. Mais comme malgré cela le rein était encore trop volumineux pour être extirpé par l'incision, on dut agrandir celle-ci en haut et pour cela réséquer une longueur d'un pouce de la douzième côte. Il se produisit alors une hémorrhagie modérée, provenant de la douzième artère intercostale ; on l'arrêta par la compression exercée avec un crochet large et mousse, introduit dans l'angle supérieur de l'incision. On n'eut pas de difficulté à décortiquer le rein de sa capsule en haut et à la partie moyenne ; mais en bas, au point d'où s'écoulait le liquide fétide, on trouva une adhérence si intime entre le rein et la capsule albuginée, que l'on ne réussit pas à continuer la décortication jusqu'au bassinet et à enlever ainsi le rein comme un polype à son pédicule. Cela rendit très-difficile le placement d'une ligature sur le prolongement de la tunique albuginée à son arrivée sur le rein et le bassinet, et l'on n'y arriva qu'après plusieurs tentatives. Le bord extérieur convexe fut, avec des ciseaux, séparé du rein ligaturé et maintenant violacé ; la portion restante fut laissée dans la plaie, recouverte d'une compresse.

L'opération dura près de deux heures, et des symptômes alarmants forcèrent à suspendre la chloroformisation. Le rein était projeté par la toux dans la plaie opératoire, et les mouvements respiratoires le faisaient monter et descendre dans l'incision. La perte de sang fut très-faible, mais le malade déclina rapidement et mourut dix heures après l'opération.

Autopsie. Aucun signe de péritonite ou de blessure du péritoine, le feuillet péritonéal qui recouvre le rein gauche est épaissi, ferme et confondu en une seule couche avec la capsule adipeuse et la capsule albuginée du rein ; à sa partie postérieure, cet organe a contracté de nouvelles adhérences avec la capsule fibreuse dont il avait été séparé pendant l'opération. Il présentait l'aspect d'un grand sac à paroi d'épaisseur variable et à bosselures semblables à celles du gros intestin. L'épaisseur de la paroi varie de celle d'une carte à un centimètre et demi. Il ne reste de la substance médullaire que de faibles vestiges des colonnes de Bertin. La portion inférieure du rein, dans sa partie voisine du hile, était percée de deux ouvertures de la largeur d'un pois, éloignées l'un de l'autre de deux millimètres, à bords violacés, irréguliers et flottants, et faisant communiquer le sac rénal avec le canal creusé par la balle.

Le rein droit, plus mou qu'à l'état normal, présentait à travers sa capsule fibreuse des marbrures jaunes et rouges ; sa substance corticale, pâle, blanc jaunâtre et striée de lignes rouges, était atrophiée et parsemée d'un grand nombre de petits abcès ; les pyramides étaient pâles, mais se distinguaient encore de la substance corticale ; le bassinet était agrandi ; sa muqueuse gris-rougeâtre était parsemée d'apoplexies capillaires. Les deux uretères étaient perméables et d'une couleur rouge pâle ; la vessie vide ; sa muqueuse boursoufflée et enduite d'un mucus visqueux et grisâtre. La plaie opératoire avait 15 centimètres 1/2 de long sur 4 de large.

Le seul moyen qu'on eût de conserver la vie à ce malade, qui marchait sûrement sans cela à un épuisement à fond, était l'extirpation du rein. Pour Linser, la cause de la mort est dans les graves lésions concomitantes du rein droit, lésions qui étaient sûrement diagnostiquées le 10 mai, mais qui plus tard paraissaient avoir diminué. La présence de l'albumine qu'on trouvait dans l'urine peu de temps avant l'opération s'expliquait par l'afflux de l'urine venant du rein blessé, tandis que l'excrétion urinaire provenait à peu près en totalité du rein droit. Il est intéressant, au point de vue physiologique, de voir la sécrétion urinaire si abondante avec un rein gauche si profondément lésé et une affection sympathique (?) du rein droit non lésé. »

On voit, par cette observation, combien peuvent être grandes les difficultés opératoires quand on entreprend l'extirpation d'un rein aussi profondément lésé, aussi complètement désorganisé ; ce qui, pour le faire remarquer en passant, justifie bien les craintes émises par Rayer. Linser dit que la néphrotomie, dans ce cas, était la seule chance que l'on eût de sauver la vie au blessé ; c'est possible ; c'est même très-probable. Mais, pour avoir par devers soi quelque chance de succès, il n'aurait pas fallu attendre que le rein fût aussi profondément désorganisé et que l'autre fût malade à son tour ; on ne devait pas espérer, du reste, un bon résultat en opérant chez un homme épuisé, et après un frisson.

Quoi qu'il en soit, c'est la troisième tentative de néphrotomie sur l'homme, et j'ai tenu à la rapporter en son entier. Si les deux premiers n'ont pas entraîné de conséquences fâcheuses pour les opérés, cela tient évidemment à ce que l'on a extirpé des reins non altérés ; et la troisième est bien faite pour montrer qu'on doit y regarder à deux fois avant d'entreprendre l'ablation d'un rein en suppuration et lésé depuis longtemps.

§ III. — *Indications.* — *Procédé opératoire.*

Je serai bref pour les indications de la néphrotomie ou extirpation du rein. Ce sujet a été à peine effleuré ou mentionné par les auteurs, pensant tous sans doute, comme Rayer, que ce serait folie que de tenter une pareille opération ; les trois faits que je viens de relater sont évidemment suffisants comme nombre pour montrer dans quels cas on peut y avoir recours. Tout ce qu'on pourrait en conclure à la rigueur, c'est que, dans les cas où le rein est profondément altéré, que cette altération soit due à la présence prolongée de calculs, à une plaie, ou à une néoplasie, dans les cas où il est enflammé et suppuré, on devra mettre la plus grande réserve à intervenir ; car on s'expose alors à trouver des adhérences qui rendront l'opération fort difficile, qui pourront même empêcher qu'on ne l'achève. C'est probablement ce qui serait arrivé à M. Bryant s'il avait voulu extirper le rein de son malade. (Obs II).

Pour ce qui est du procédé opératoire à employer, je ne puis mieux faire que de reproduire ici celui auquel Linser est arrivé après de nombreux essais sur le cadavre. (*Schmidt's Jahrbücher*, n° 7, 1871, p. 67.) Je traduis :

« On fait dans le sillon latéral des lombes, à huit centimètres en dehors des apophyses épineuses des vertèbres lombaires, une incision rectiligne étendue de la onzième côte à la crête iliaque, et comprenant l'épaisse couche graisseuse sous-cutanée et le fascia superficialis ; on arrive au feuillet qui recouvre en arrière la masse commune des muscles vertébraux ; on la divise depuis le bord inférieur de la douzième côte jusqu'à la crête iliaque, et, parvenu sur le bord externe du sacro-lombaire, on le sépare des parties voisines à petits coups de bistouri; on le porte en dedans au moyen d'un crochet mousse; et l'on se trouve sur le feuillet postérieur de l'aponévrose du transverse, qui passe en avant du sacro-lombaire. A mi-hauteur de l'incision, on fait avec le bistouri une petite ouverture à ce feuillet aponévrotique et sur l'index introduit on divise l'aponévrose, avec un bistouri boutonné, en haut jusqu'à la 12e côte, en bas jusqu'à la crête iliaque. Le fond de la plaie opératoire est alors formé par le carré des lombes, dont on détache avec le manche du bistouri le bord externe, que l'on reporte en dedans avec un crochet. Saisissant le fascia endo-abdominal avec deux pinces, on le tend légèrement et on y pratique une ouverture suffisante pour admettre l'extrémité de l'index ; le fascia est ensuite divisé sur ce doigt, servant de conducteur, et l'on peut alors facilement, à travers la capsule adipeuse lâche, sentir presque immédiatement les contours du rein, ordinairement de la moitié inférieure seulement. On porte l'extrémité du doigt le long du bord interne du rein jusqu'au hile, en dedans duquel on trouve le paquet vasculaire, facile à sentir comme un cordon dur au milieu d'un tissu conjonctif lâche. Mais si l'on n'a pas de difficulté à contourner ce cordon, la profondeur de la plaie et la tendance à fuir des tissus qui enveloppent les vaisseaux, font qu'il n'est pas facile d'en pratiquer la ligature. Le meilleur moyen est d'employer une grosse aiguille mousse à ligature, que l'on fait glisser dans la plaie au-delà du paquet vasculaire, jusqu'à ce que le châs devienne visible. On place alors le fil au voisinage immédiat du bassinet, on serre le nœud avec les deux index enfoncés dans la plaie, et par dessus on fait un second nœud. On sectionne alors les vaisseaux juste au niveau du hile avec un bistouri boutonné, et, pendant qu'on tire doucement sur le fil à ligature, on énuclée le rein de sa capsule graisseuse. L'énucléation et l'extraction à travers la plaie se font avec le doigt ; on les facilite en exerçant au moyen d'une pince courbe des tractions sur le bord inférieur du rein. Si le doigt n'est pas assez long pour contourner l'organe jusqu'à son bord supérieur, ce qui arrive quand l'organe remonte haut derrière la dernière côte, ou quand l'espace qui sépare la douzième côte de la crête iliaque est assez faible pour rendre difficiles les manœuvres opératoires et l'extraction du rein à travers une incision trop courte, il est indiqué de réséquer la douzième côte. Cette résection ne doit inspirer aucune crainte ; car, à sa partie inférieure, la plèvre se réfléchit des côtes sur le diaphragme à trois travers de doigt au-dessus du rebord inférieur des côtes ; s'il y a une hémorrhagie, elle s'arrête d'elle-même, ou l'on en est facilement maître par la ligature ou la compression. Pour procéder à la résection de cette côte, on fait une incision cruciale au périoste de sa face externe, on le détache avec une rugine sur cette face et sur la face interne, puis on résèque avec une pince un centimètre environ de l'os, ce qui donne un espace suffisant pour achever l'opération. On sectionne facilement l'uretère, quand le rein est déjà en grande partie tiré dans la plaie opératoire ; il est inutile de le lier. »

Tel est le procédé recommandé par Linser, et il ne semble pas qu'on en puisse proposer de meilleur ; il est du reste d'une exécution facile sur le cadavre, ainsi que j'ai pu moi-même m'en assurer.

Il aurait, d'après Linser, les avantages suivants, qu'il faut reconnaître.

1° Il est facilement exécutable ;

2° Il n'expose pas à blesser les vaisseaux du rein ;

3° Il met à l'abri du danger qu'il y aurait à déchirer la substance rénale avant la ligature des vaisseaux de l'organe ;

4° Il facilite la ligature des vaisseaux ;

5° Il rend impossible le tiraillement des vaisseaux et des nerfs.

CONCLUSIONS.

Il est difficile assurément de tirer des conclusions nettes et précises du nombre restreint de faits que j'ai pu réunir dans ce travail, et qui sont surtout intéressants, soit comme essais nouveaux d'une opération condamnée et abandonnée depuis longtemps, soit comme tentatives récentes d'une opération nouvelle. On peut néanmoins, sans crainte d'aller trop loin, formuler pour le moment les conclusions suivantes, qui me paraissent résumer l'état actuel de la question :

1° La *néphrolithotomie* ou taille du rein est une opération d'exécution généralement facile, et ne semble pas entraîner par elle-même de dangers sérieux pour la vie de l'opéré. — Mais, en l'absence de signes qui permettent d'affirmer à coup sûr la présence dans un rein d'un ou de plusieurs calculs, on ne saurait apporter trop de réserve, jusqu'à nouvel ordre, dans la position des indications de la néphrolithotomie.

2° La *néphrotomie*, ou extirpation du rein, d'une exécution facile quand l'organe est sain, est fort difficile au contraire quand le rein, altéré et plus ou moins profondément désorganisé, a contracté des adhérences avec les parties voisines. — En présence du petit nombre de cas dans lesquels cette opération a été faite (trois fois), il est à peu près impossible d'établir si elle est dangereuse pour la vie, et de préciser ses indications. On peut dire seulement qu'elle ne paraît pas grave, *quand l'organe est sain*.

www.ingramcontent.com/pod-product-compliance
Ingram Content Group UK Ltd.
Pitfield, Milton Keynes, MK11 3LW, UK
UKHW020421220726
13923UKWH00005B/2089

9 782019 292553